Metameridiane

Originalausgabe

Polarity Verlag
1. Auflage Dezember 2018

Polarity Verlag
Kehn 67
47918 Tönisvorst
Tel. +49 2156 9104000

E-Mail: info@teschler.info
http://teschlers-blog.de

ISBN 978-3-939578-52-9

Wilfried Teschler

DIE METAMERIDIANE

Bewegungsmeditation

Kosmische Energien körperlich erfahren

Inhaltsverzeichnis

Eine Einführung

Ich habe diese Meridianhaltungen und Bewegungen Ende der 80er Jahre entwickelt.

In einem Buch über östliche Medizin (mir ist der Titel nicht mehr geläufig) fand ich einen Hinweis auf die Existenz sog. KOSMISCHER Meridiane. Mehr als diesen Begriff und einige beschreibende Wort fand ich nicht und doch weckten sie sofort mein Interesse.

Da ich zu dieser Zeit bereits die „normalen" Meridianhaltungen, die zugehörigen mentalen Behandlungen und die Meridian-Griffsequenzen entwickelt hatte, kannte ich mich in den Thematiken und Energien der Meridiane sehr gut aus.

Mir war klar, dass die kosmischen Meridiane eine kosmische Frequenz haben und sicherlich etwas Besonderes sind. Ich machte mich an die Entwicklungsarbeit. Natürlich fing ich mit der kosmischen Thymusenergie an, denn sie ist der Dreh und Angelpunkt aller Meridianenergien.

Diese Energie berührte mich aufs Heftigste. Damit hatte ich nicht gerechnet. Ein Energieschub sondergleichen packte und rüttelte mich!

Nun gut, nachdem ich mich von der Intensität erholt und die Energie integriert hatte, machte ich mich an den kosmischen Meridian „Lunge" heran, vorsichtiger, sanfter und langsamer.

Es war nicht anders, sehr intensiv, befreiend, gleich einer frischen Brise, belebend, einfach wunderbar und erhebend. So wie ich mich erinnere, habe ich mir daraufhin, mit tagelangen Pausen, die weiteren kosmischen Meridiane zugänglich gemacht und die Haltungen aufgeschrieben.

Auf Grund der Intensität der Übungen habe ich die Meridiane damals bewusst nicht in Seminaren unterrichtet. Erst viel später suchte ich meine ersten schriftlichen Notizen und fand sie nicht mehr.
Welch ein Glück, sage ich heute.

Im Sommer 2018 erinnerte ich mich im Zusammenhang mit weiteren Techniken an die kosmischen Meridiane und deren wunderbar energetisierende Wirkung.
Mein Forscherdrang war erneut geweckt. Ich suchte und „baute" Meridianhaltungen und Bewegungen, die die Energie der kosmischen Meridiane auf sanftere Art realisieren. Diese Haltungen sind bei weitem nicht so heftig und somit einfacher für jedermann zugänglich und energetisch verträglicher.

Gleichzeitig habe ich eine passendere Bezeichnung eingeführt. Weniger reißerisch als Kosmische Meridiane, doch genau so richtig und treffend:

Die Metameridiane

Nun habe ich sie „reanimiert", in Webinaren unterrichtet und stelle sie auch geduckt vor.

Das Prinzip

Alle Energien und jede Art des Bewusstseins sind immer hier und jetzt vorhanden.
Sie sind jedoch meist verschlossen, weil man den Schlüssel und den Weg dazu nicht hat oder nicht kennt.
Mit den Bewegungen und Haltungen der Metameridiane bekommt man Zugang zu den hohen Energieformen des menschlichen Meridiansystems, direkt, problemlos und erlebbar.

Wo die herkömmlichen biologischen Meridiane Gesundheit und Weiterentwicklung zum Thema haben, setzen die Metameridiane weit über diesem Themenbereich an.
Sie bringen den Menschen direkt dorthin, wo alles gleich fließt und im Hier und Jetzt ist.
Die Energie ist frei von zu harmonisierenden, zu stärkenden oder zu lösenden Inhalten.
Man kann sagen, die hier angesprochene Energie fließt so schnell, dass es keine Wahrnehmung eines Fließens, Stärkens oder Lösens gibt.

Die Energie wird als ein Nichts erlebt.

Und doch erlebt der Übende Reaktionen, muss intensiv atmen, hat Bewegungsschwierigkeiten, träumt intensiv, hat Erinnerungen an beeindruckende Erlebnisse und bekommt vielleicht sogar Entgiftungserscheinungen oder Muskelkater von einfach auszuführenden Haltungen und Bewegungen.
Das kann passieren, muss aber nicht.

Diese Phänomene sind Begleiterscheinungen des Anpassungsprozesses an die Metaenergie der Meridiane.
Sie werden nicht bei jeder Meridianübung auftauchen, sie brauchen nicht beim ersten Üben eine Folge zu sein, sie können wie aus dem Nichts auftauchen und ebenso schnell verschwinden.
Die Phänomene sind in Art, Dauer und Inhalt immer abhängig vom Zustand des Übenden.

Machen Sie Ihre Erfahrungen. Das Erreichen der Metaenergie ist ein wunderbares Erleben wie das Erreichen eines Berggipfels.

Mit diesen Übungen können Sie sich das Erklimmen sparen, Sie werden direkt auf den Gipfel gebracht.

Steigen Sie ein, machen Sie es.

Wer kann sie nutzen, wer sollte sie meiden?

Gute Frage!
Ich kann dazu nur raten: Machen Sie Ihre Erfahrungen, doch überfordern Sie sich nicht.
Haben Sie Spaß an den Metameridianen? > Machen Sie weiter.
Gefallen Sie Ihnen nicht? > Hören Sie auf.
Ist es Ihnen zu anstrengend? > Hören Sie auf.
Sie üben selbstverantwortlich.
Die Ergebnisse, die Sie einfahren, sind auch in Ihrer Verantwortung.

Hinweise:
Es gibt bei diesen Übungen nichts zu verstehen.
Es gibt etwas zu erleben, zu erfahren, zu genießen und zu werden.

Stoßen Sie bei den Übungen auf unüberwindlich erscheinende Bewegungshindernisse, sollten Sie überlegen,
- ob die Meridianübungen für Sie die richtigen Übungen sind
- ob Sie die Hindernisse durch dauerhaftes Üben überwinden können
- ob Sie Hilfe zur Überwindung in Anspruch nehmen sollten

Ziele?

Jeder Mensch verbindet mit dem, was er tut oder lässt ein Ziel.
Das ist eine Allerweltswahrheit.

Manchmal reicht es, sich dessen bewusst zu werden.
Manchmal ist gut und richtig, sich bewusst ein Ziel zu setzen.

Der Schlüssel ist Bewusstsein.
Das von mir intendierte mögliche Ziel ist das gleichzeitige Bewusstsein von Kopf bis Fuß.

Zunächst „nur" während der Übung, dann immer öfter und dann als ein permanentes Bewusstsein.
Nicht möglich?
Probieren, sage ich!

Denn: Nur wer es versucht, kann mitreden.
Und: Wer es hat, braucht nicht mehr mitzureden.

Die Praxis

Die Metameridianmeditationen bestehen aus der Haltung des Thymus und den zwölf Haltungen und Bewegungsabläufen zu den Einzelmeridianen.
Man findet sich in die Haltung, wie sie im Text beschrieben und in der Abbildung gezeigt wird, wach und bewusst ein.
Man bleibt wach und bewusst in der Haltung oder führt die Bewegung aus. Regelmäßig und „gut“ atmen gehört dazu, sofern keine andere Vorgabe formuliert ist.
Die Aufmerksamkeit ist **gleichzeitig und von Kopf bis Fuß**. Falls das nicht möglich ist, lässt man die einzelnen Körperteile nacheinander (von oben nach unten oder von unten nach oben) in den Sinn kommen und behält sie im Sinn.
Das Ziel ist die vollständige und gleichzeitige Konzentration und Bewusstseinspräsenz von Kopf bis Fuß.

Dauer:
Optimal ist, wenn Sie so lange in der Haltung/Bewegung sind, bis die vollständige Leere in Haltung und Bewegung eingetreten ist. Das ist gleichbedeutend damit, sich von Kopf bis Fuß zu spüren.
Die Meridianmeditation können Sie dennoch jederzeit beenden. Die Übung kann sich auch wie aus sich selbst heraus beenden, sie hört dann einfach auf und hat sich wie aufgelöst.
Es findet nur die im Text beschriebene Bewegung statt.

Wenn nicht anders angegeben, bitte in allen Haltungen ruhig und konzentriert atmen.
Die Aufgabe ist, alles was an Ansprüchen, Empfindungen, Gedanken, Gefühlen und Erinnerungen auftaucht, auf - zu - geben und dem Nichts Platz zu machen.

Ziel:
Das einfache Ziel ist, die Haltung/Bewegung zu realisieren und sich von Kopf bis Fuß zu spüren. Das tiefe Ziel ist, die dauernde und vollständige Ruhe und Leere der Haltung. Wenn sie erreicht ist, kann sie nicht gehalten oder konserviert werden, sie geschieht. Sie ist ohne zielgerichtetes Wollen oder Vermeiden.
Reinigt man die Metameridiane, wirkt das lösend und befreiend auf die in der Hierarchie untergeordneten Energien und körperlichen Verhältnisse.

Mit den Metameridianen ist nicht die Absicht einer Heilung, Erleichterung oder Besserung unangenehmer Symptome verbunden.
Geschieht dies dennoch, nehmen Sie es als Geschenk.
Sollten Sie nach einigen Versuchen eine Haltung oder Bewegung auf Grund körperlicher oder psychischer Schwierigkeiten nicht einnehmen können, sollten überlegen, ob Sie äußere vielleicht sogar medizinische Hilfe in Anspruch nehmen.

Die Leere der Haltung/der Bewegung geschieht.
Die Meridianhaltungen sind Körper- und Bewegungsmeditationen.

Nichterleben ist eine Art des Erlebens.
Nichts ist ein Zustand.

Einfach Weder – Noch und alles zugleich

Thymus

Die Übung können Sie im Stehen oder Sitzen ausführen.

Die Hände vor sich in Höhe des Solarplexus halten,
Oberarme leicht an den Korpus angelehnt,
Unterarme im 90° Winkel nach vorne strecken,
Finger fest und gerade nebeneinanderlegen,
die Handflächen zeigen parallel zum Boden.

Ziel: In dieser Haltung bleiben, bis nur noch die Haltung existiert.

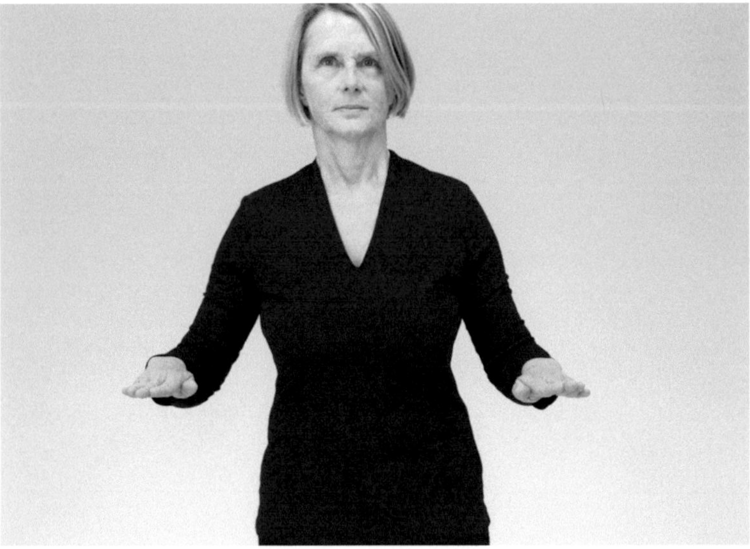

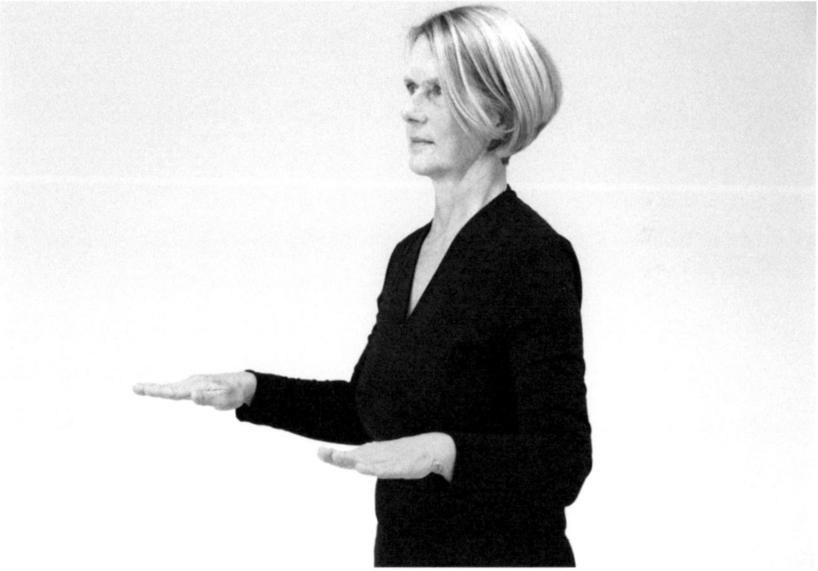

Das Metathema des Thymus: Alles und Nichts

Lunge

Im Stehen etwas nach vorne beugen,
die Brust wird leicht herausgedrückt.
Die Arme befinden sich neben dem Körper,
die Hände seitlich hinter dem Rücken,
Handflächen leicht nach innen drehen.
Nur durch die Nase atmen.

Ziel: In dieser Haltung bleiben, bis nur noch die Haltung existiert.

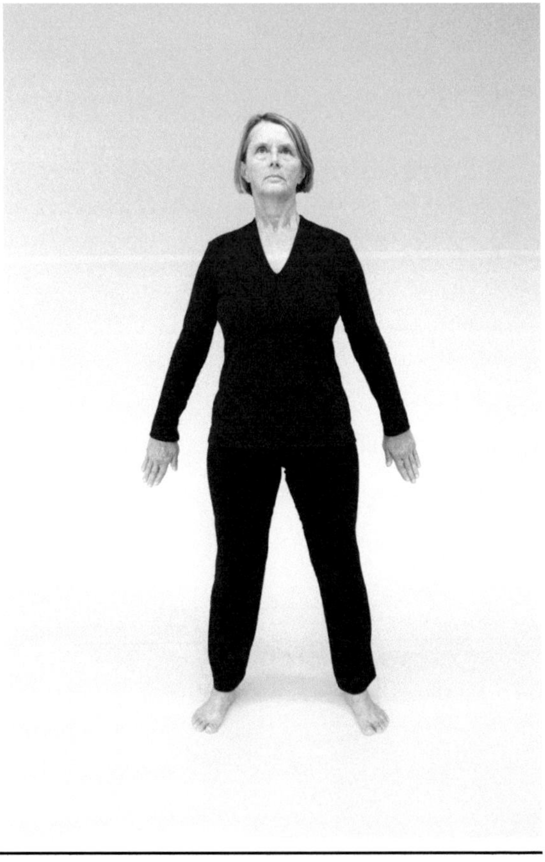

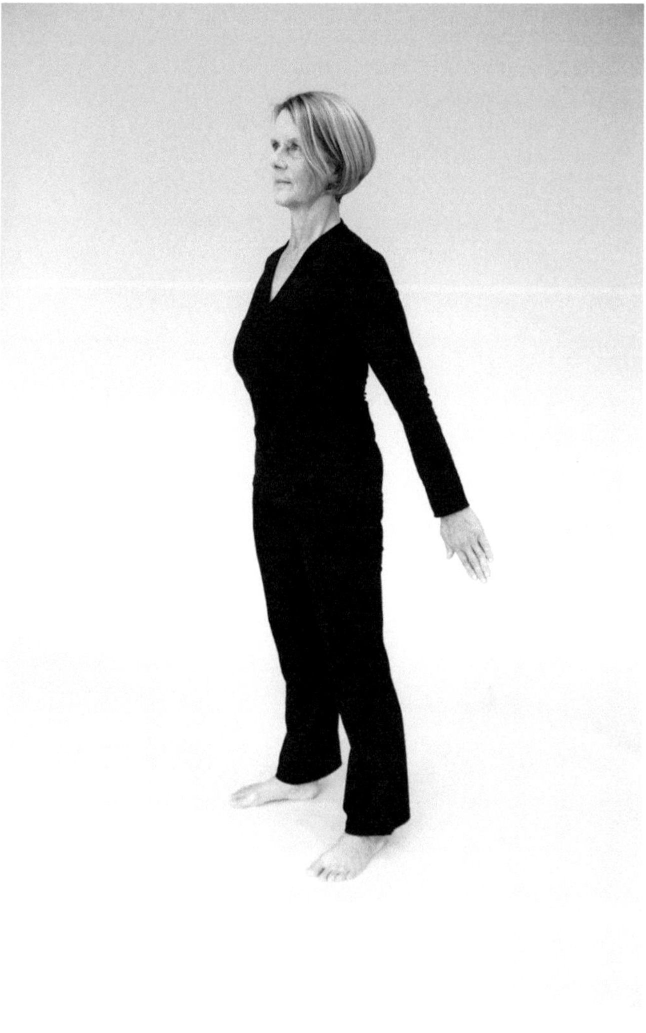

Das Metathema des Lungenmeridians: Weite

Dickdarm

Auf der Stelle traben / laufen,
den Kopf leicht gesenkt, steifhalten. Die Augen schauen ca. 1,5 Meter vor den Füßen auf den Boden. Die Stirn ist vorne und soll bewusst realisiert werden.

Die Fäuste wie ein Boxer im Kampf bewegen, mit den Füßen/Beinen tänzeln.

Ziel: In dieser Bewegung sein, bis nur noch die Bewegung existiert.

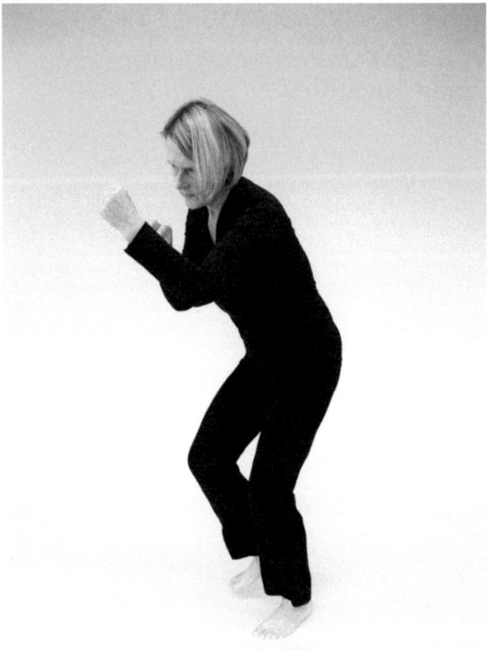

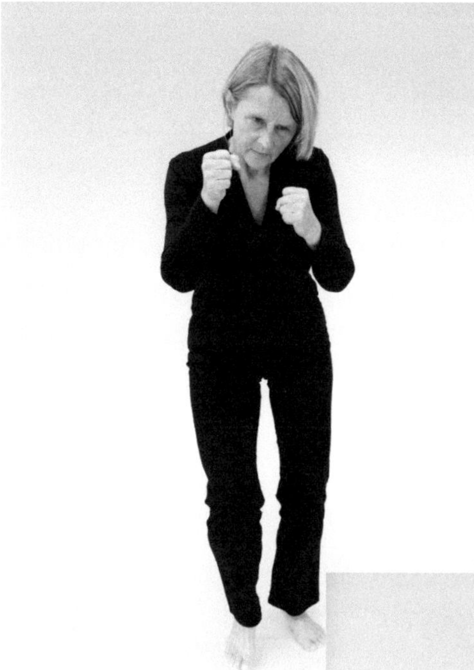

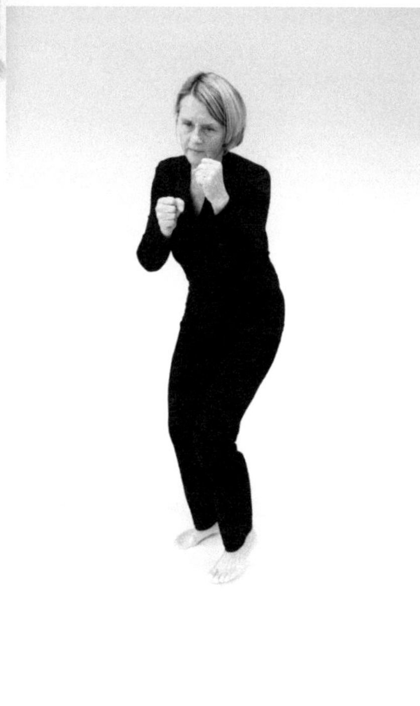

Das Metathema des Dickdarm-Meridians: Tiefe

Magen

Den ganzen Körper einschließlich Nacken und Kopf anspannen und nach hinten beugen.

Die Augenmuskulatur ist entspannt.

Gerade nach oben schauen auf ungefähr 11:00 Uhr.
Hände/Arme leicht hinter den Rücken halten, links und rechts vom Korpus mit Spannung nach unten drücken.
Die Handflächen zeigen nach innen, die Handrücken sind außen, die Finger liegen zusammen.

Dauerhaft und bewusst durch die Nase atmen.

Ziel: In dieser Haltung bleiben, bis nur noch die Haltung existiert.

Das Metathema des Magen-Meridians: Fülle - Materie

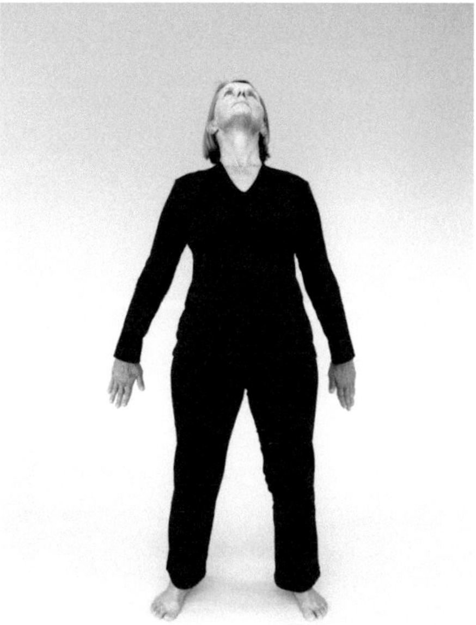

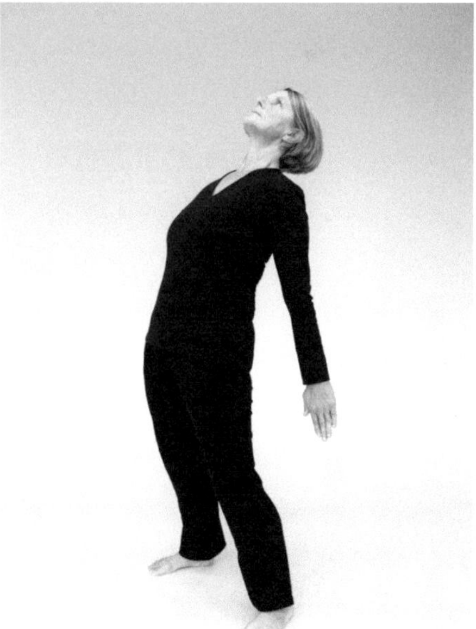

Milz-Pankreas

Auf dem Rücken liegen.

Arme/Hände im Nacken fest verschränken und während der Bewegung auf dem Boden lassen.

Die Oberschenkel zum Bauch hinziehen. Mit den Unterschenkeln „Fahrrad fahren".

Die Fußgelenke/Füße werden während der Beinbewegung zum Körper hingezogen und in der Wegbewegung gestreckt.

Ziel: In dieser Bewegung bleiben, bis nur noch die Bewegung existiert.

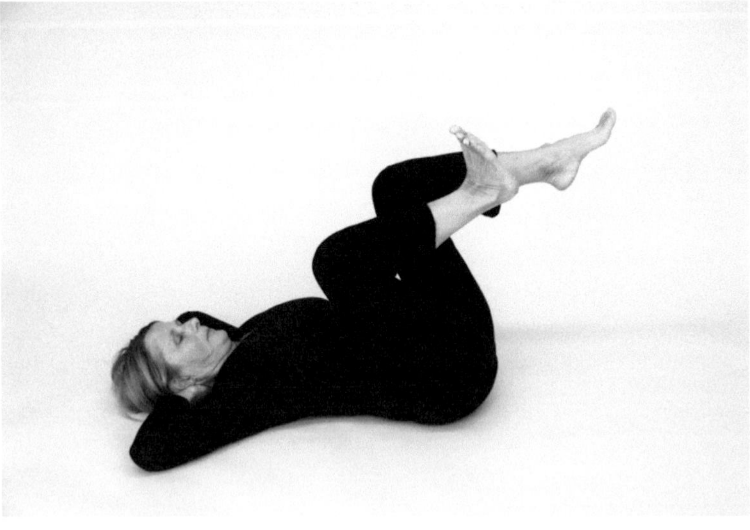

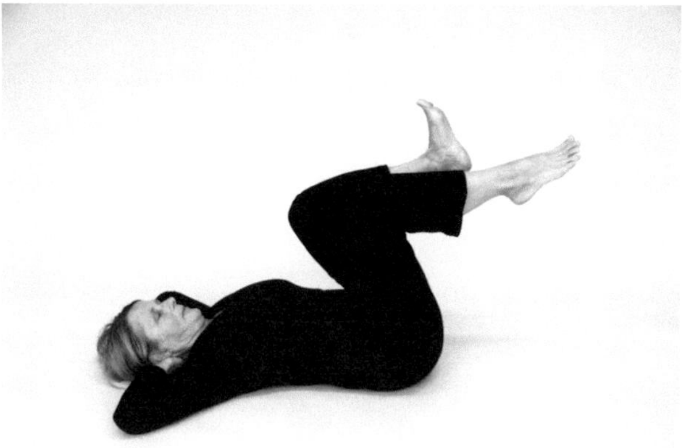

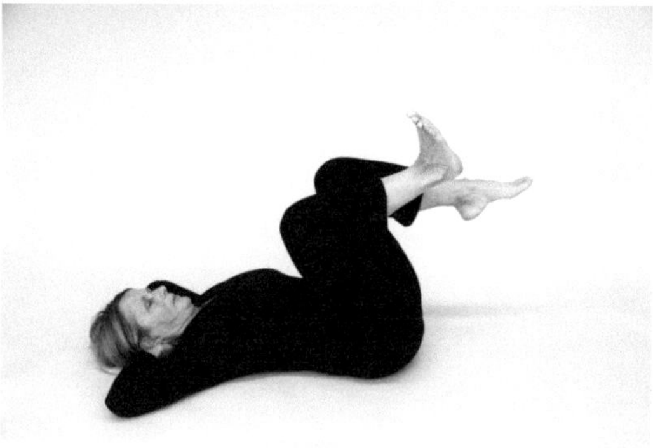

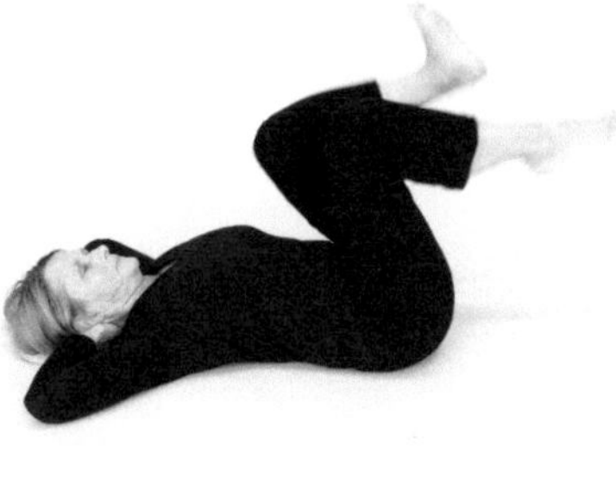

Das Metathema des Milz-Pankreas-Meridians: Das ist es.

Herz

Die Augen schließen und die Arme hängen lassen.

Gerade stehen und sich auf das Herz konzentrieren.

Das Herz (symbolisch) weiß oder golden werden lassen.

Bewusst und intensiv **nur** durch die Nase atmen.

Ziel: In dieser Haltung bleiben, bis alles zugleich existiert.

Das Metathema des Herzmeridians: Freiheit

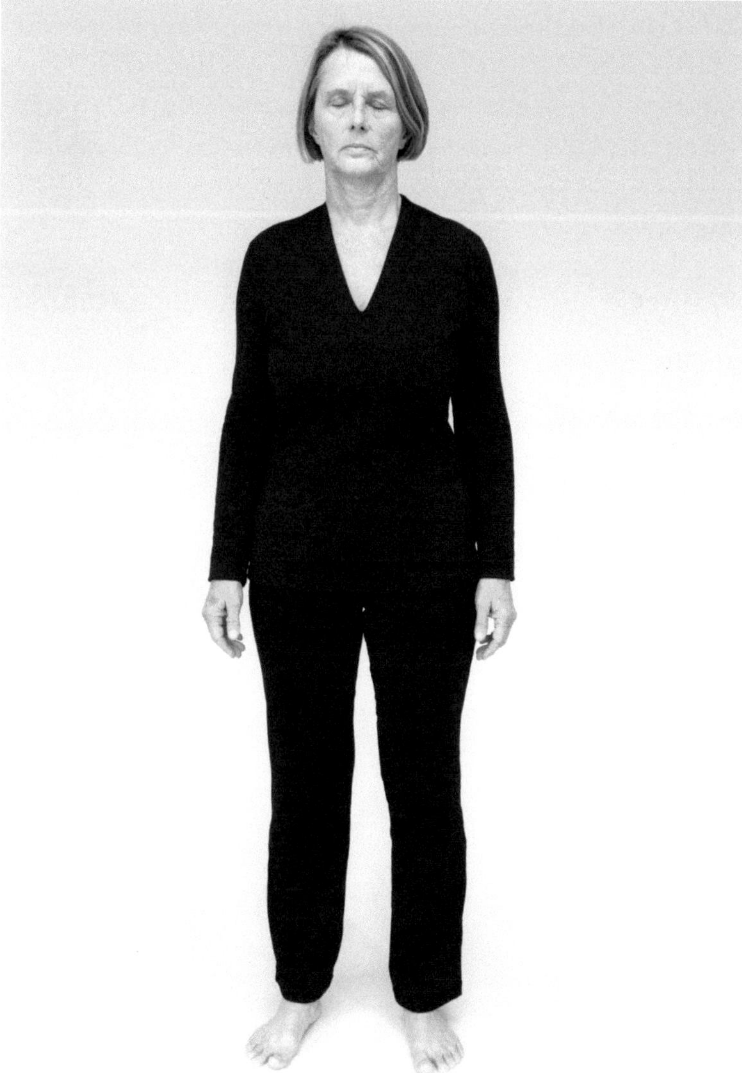

Dünndarm

Auf dem Rücken liegen, die Arme grade neben den Ohren und so weit wie möglich über den Kopf strecken. Sie liegen nicht auf dem Boden auf, sondern schweben einige Millimeter drüber.

Die Handflächen zeigen zur Decke.

Die Fersen bewusst und abwechselnd nach unten schieben.

Das Tempo der Beinbewegung ist variabel.

Ziel: In dieser Bewegung bleiben, bis nur noch die Bewegung existiert.

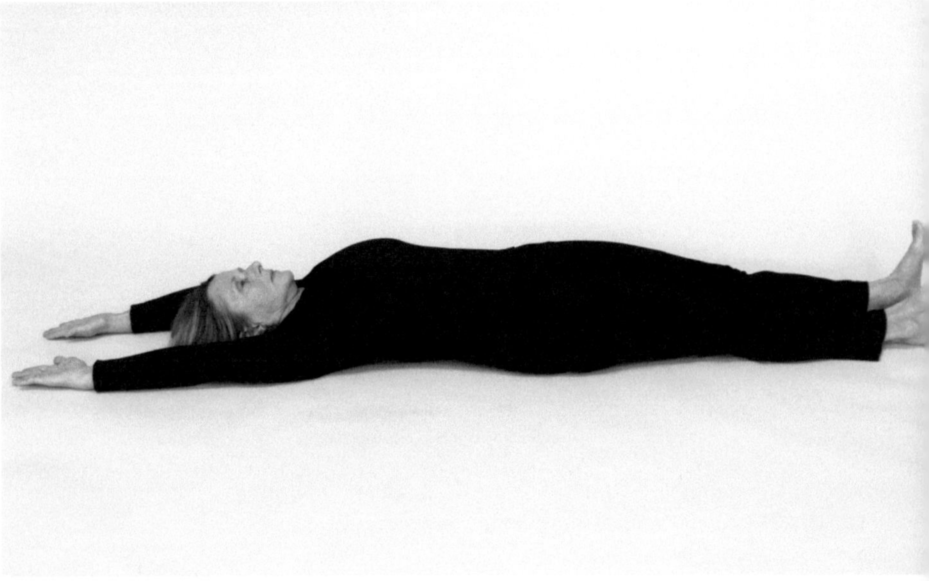

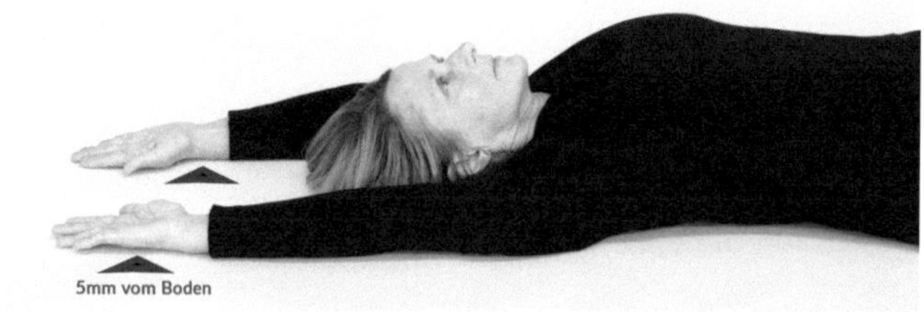

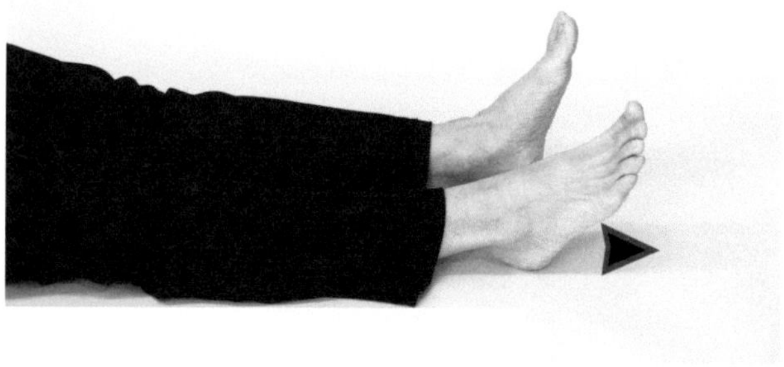

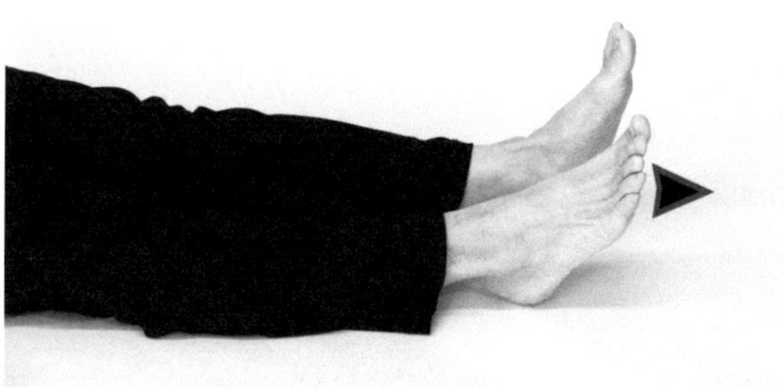

Das Metathema des Dünndarm-meridians: Im Fluss sein.

Blase

Auf dem Rücken liegen, die Beine etwa 50 – 70 cm spreizen. Wichtig ist dabei eine angenehme Beinhaltung, sie sollte nicht zu stramm und auch nicht zu lax sein.

Die Hände werden im Nacken verschränkt, indem die Finger ineinandergreifen oder die Hände übereinander liegen. Die Ellbogen liegen in der Grundhaltung fest auf dem Boden und kontakten bei jeder Bewegung wieder den Boden.

Langsame Auf- und Abbewegung des Oberkörpers ausführen und dabei die Konzentration auf den körperlichen Blasenbereich halten.

Ziel: In dieser Bewegung bleiben, bis nur noch die Bewegung existiert.

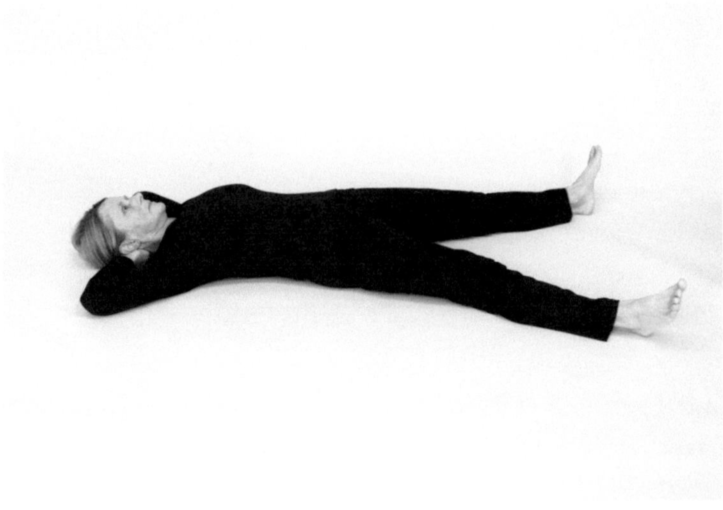

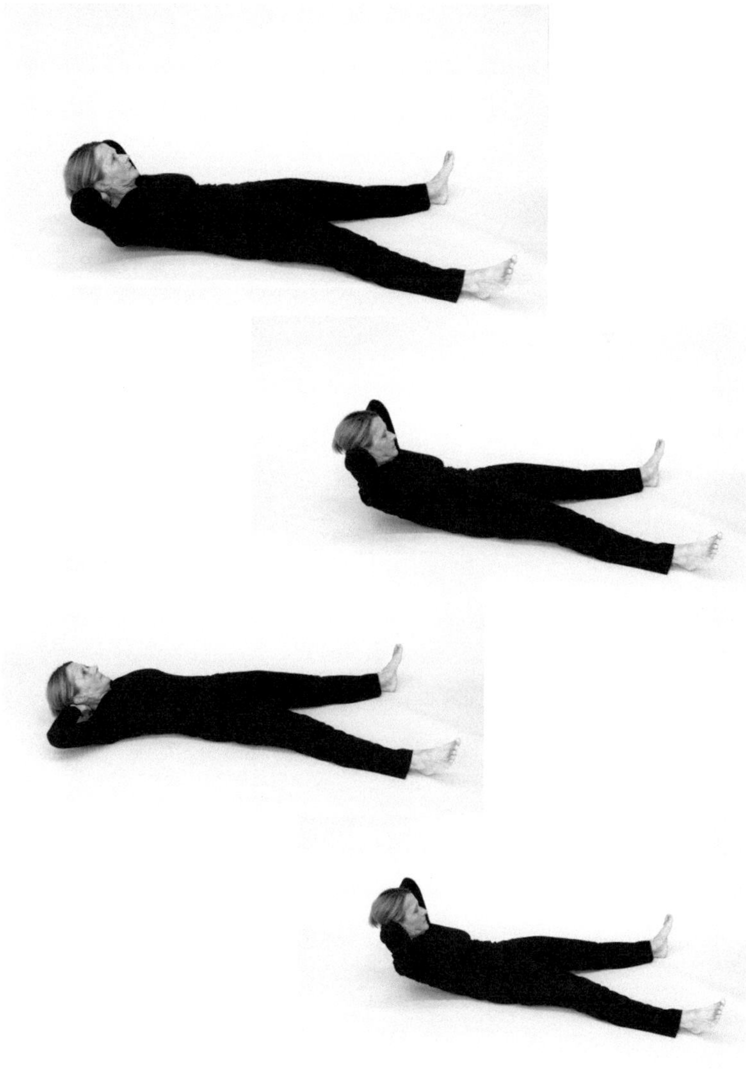

Das Metathema des Blasen - Meridians: leben (das Verb)

Niere

Breitbeinig und fest stehen. Den Körper so weit wie möglich und ohne Anstrengung nach hinten in einen Bogen bringen.

Hände im Nacken verschränken. Ellenbogen nach hinten „schlagen" und danach nach vorne schnellen lassen.

Zum Kreuzbein atmen, die Nierenregion realisieren.

Ziel: In dieser Bewegung bleiben, bis nur noch die Bewegung existiert.

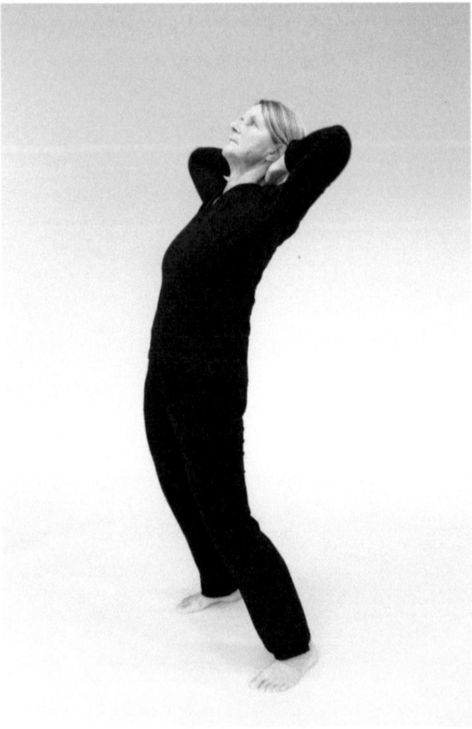

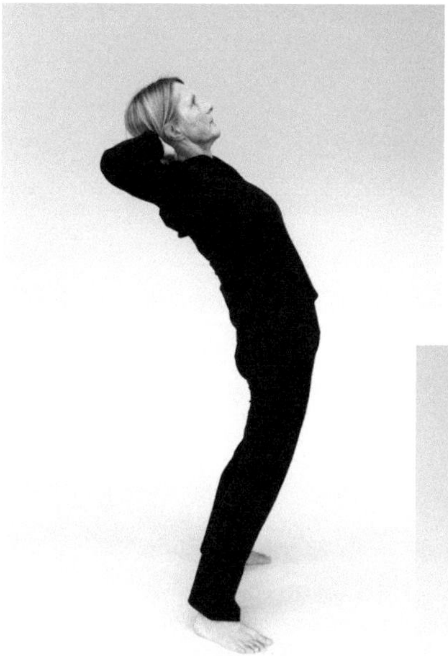

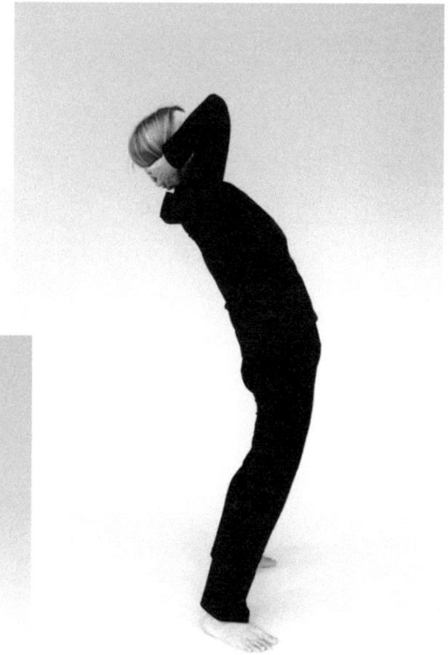

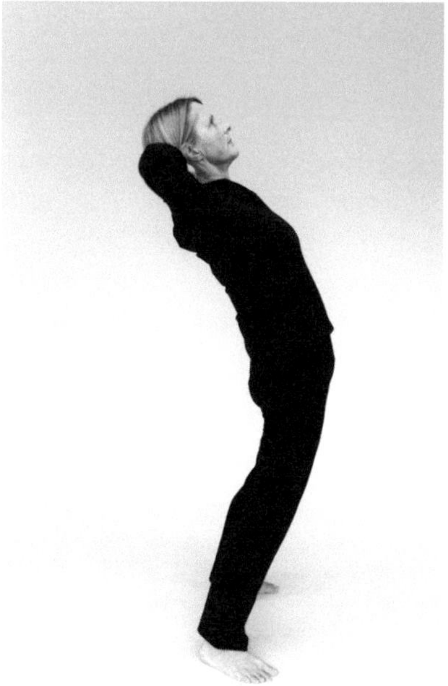

Das Metathema des Nieren - Meridians: Ja

Kreislauf-Sexus

Einfach so und entspannt stehen.

Die Füße sind schulterbreit nebeneinander, beide Arme über den Kopf strecken, sie zeigen in einem Winkel auf 11:00Uhr und werden in gleicher Höhe gehalten.

Die Handgelenke und Hände sind entspannt und bilden eine Linie mit den Armen.

Sanfte Bauchatmung.

Ziel: In dieser Haltung bleiben, bis nur noch die Haltung existiert.

Das Metathema des Kreislauf-Sexus-Meridians: Punkt und Linie

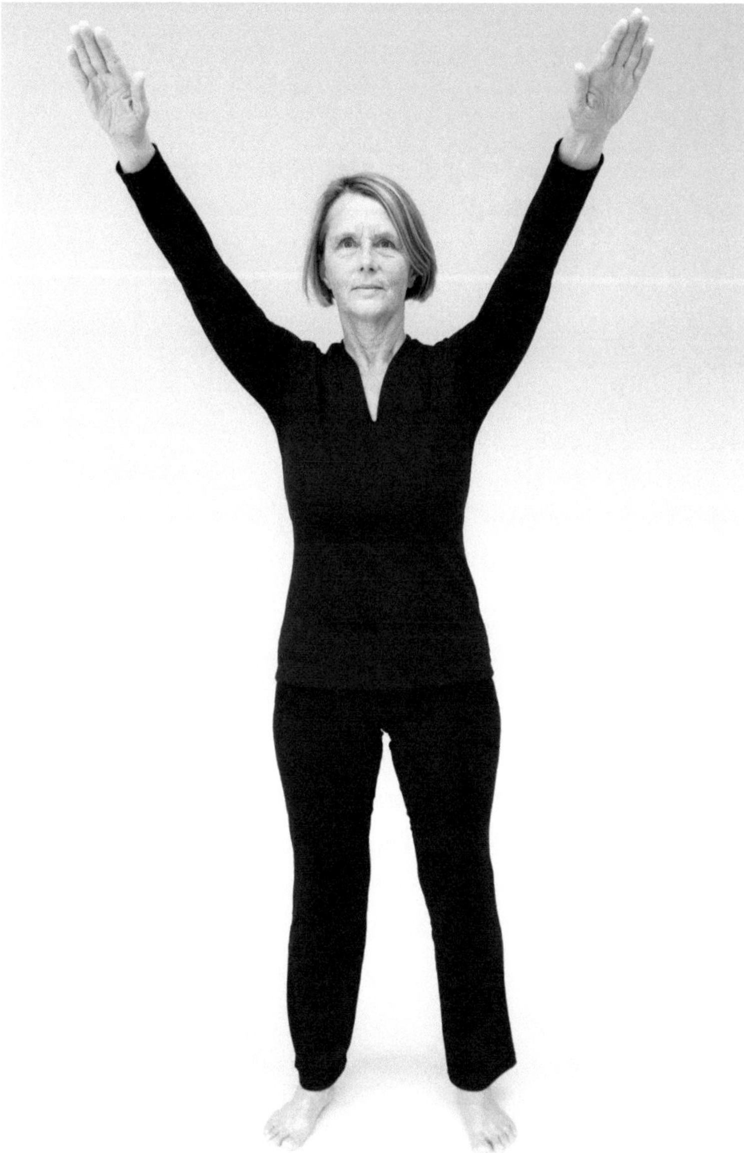

Dreifacher Erwärmer

Die Füße stehen in einem breiten und stabilen Stand.

Die linke Hand liegt auf dem linken Ohr, die rechte Hand auf dem rechten Ohr.

Zunächst ruhig durch die Nase atmen, dann langsam in starkes Schnaufen übergehen.

Zum Ende der Übung langsamer atmen und sie damit ausklingen lassen.

Wieder von vorne beginnen. Die Übung mindestens dreimal hintereinander ausführen.

Ziel: In dieser Haltung bleiben, bis nur noch die Haltung existiert.

Das Metathema des Dreifacher-Erwärmer-Meridians: Jetzt

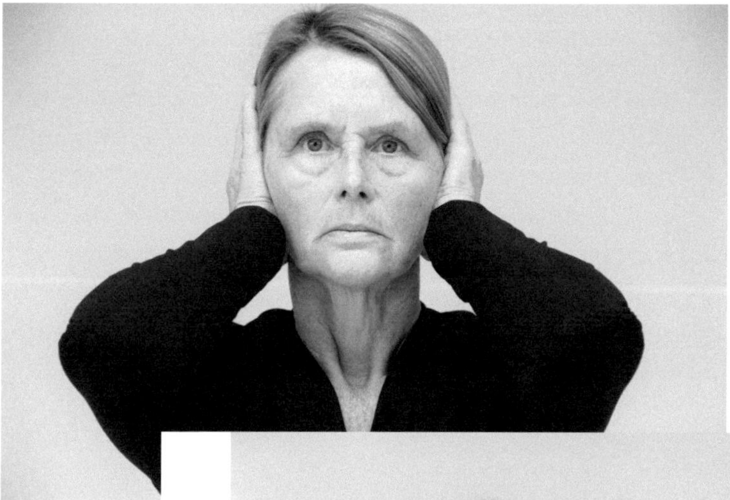

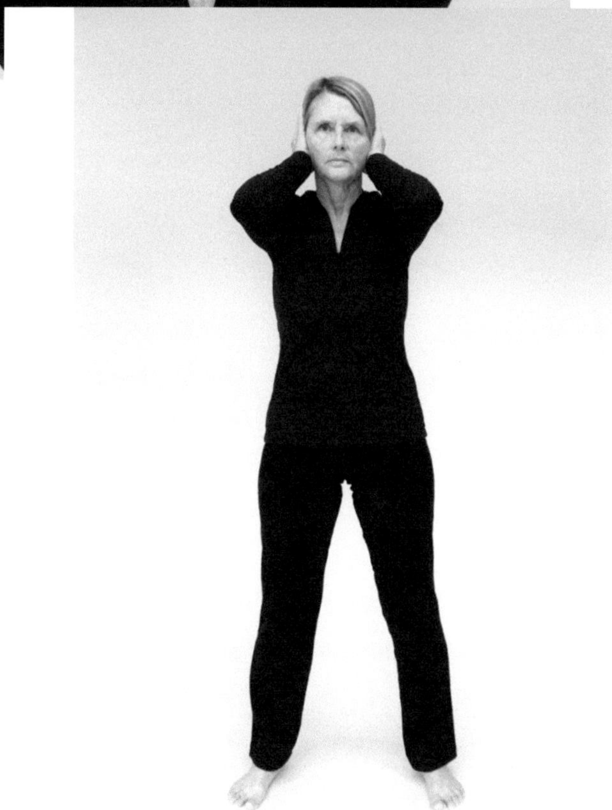

Galle

Auf einem Stuhl sitzen und abwechselnd, mit unterschiedlichem Tempo und unterschiedlicher Intensität, mit dem rechten und linken Fuß aufstampfen.

Die Hände liegen auf den Oberschenkeln.

Ziel: In dieser Bewegung bleiben, bis nur noch die Bewegung existiert.

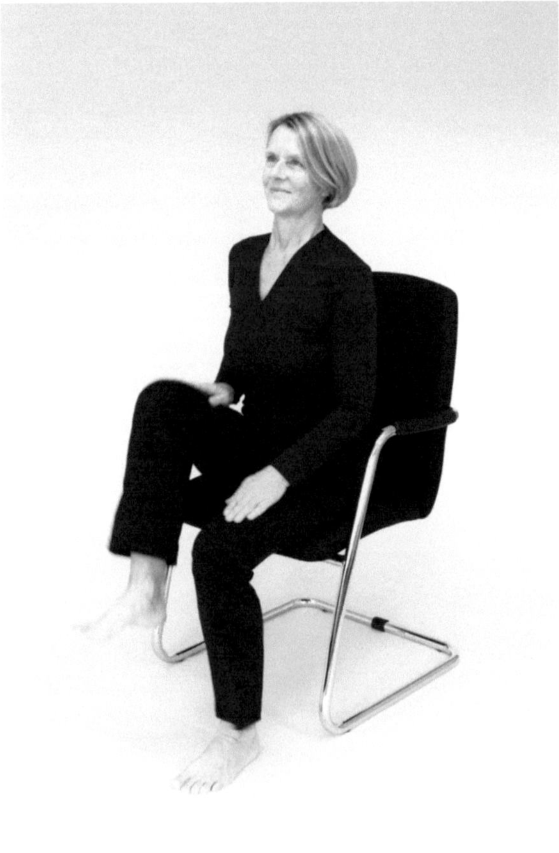

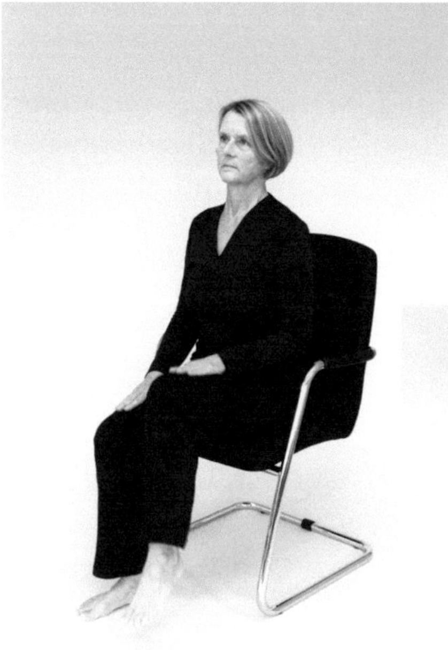

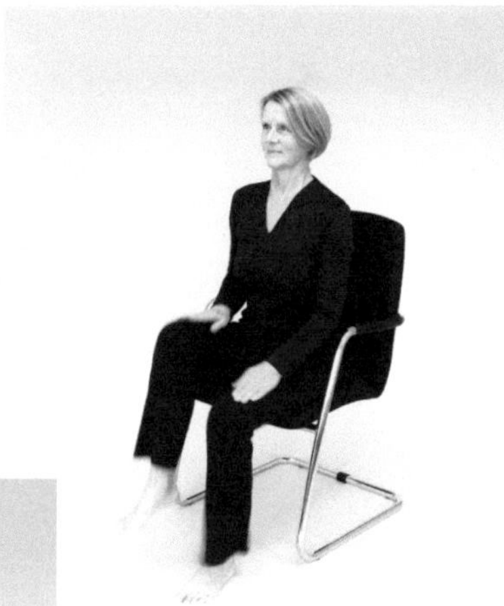

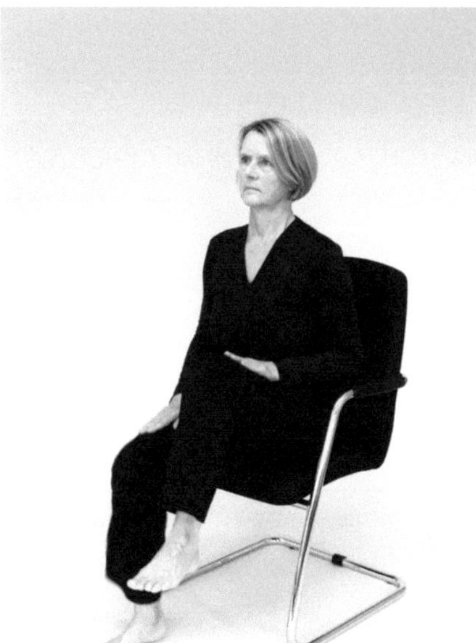

Das Metathema des Gallen-Meridians: Ewigkeit

Galle II

Auf einem Stuhl sitzen und abwechselnd, mit unterschiedlichem Tempo und unterschiedlicher Intensität, mit dem rechten und linken Fuß aufstampfen.

Die Hände mit geraden Handflächen links und rechts neben die Ohren halten, als würden sie zur Ohrvergrößerung dienen. Die Handinnenflächen zeigen nach vorne.

Ziel: In dieser Bewegung bleiben, bis nur noch die Bewegung existiert.

Das Metathema des Gallen - Meridians: Ewigkeit

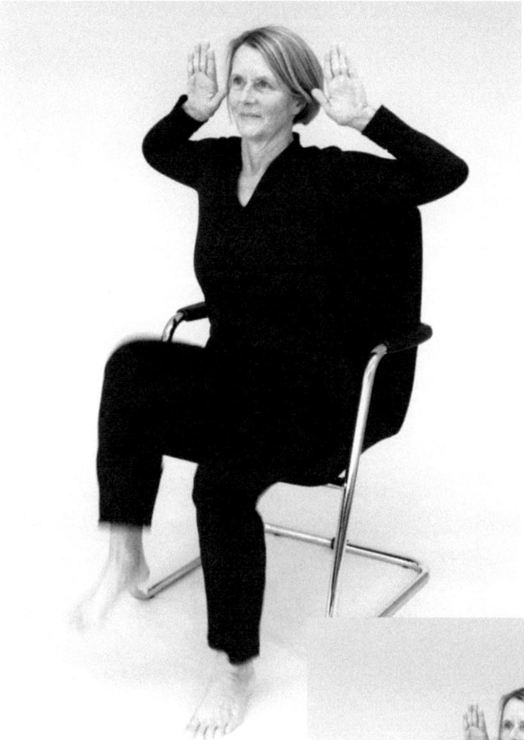

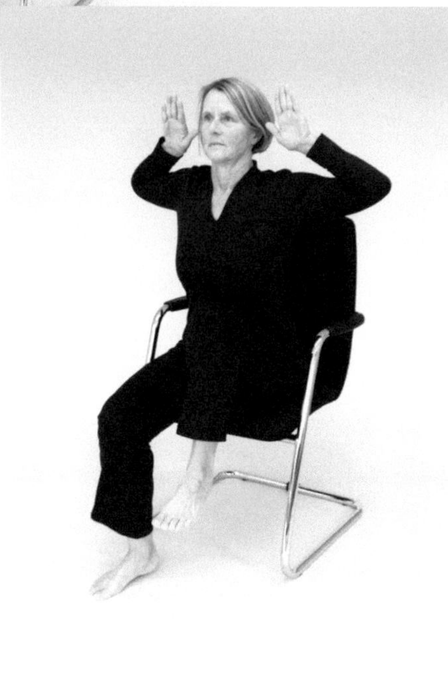

Leber

Die Füße stehen schulterbreit auseinander.

Das biologische Organ Leber ganz visualisieren. Das biologische Organ Leber „riechen“.

Mit dem Becken langsam nach links und rechts schwingen. Die Arme dabei herabhängen lassen.

Bewusst und ruhig durch die Nase atmen.

Ziel: In dieser Bewegung bleiben, bis nur noch die Bewegung existiert.

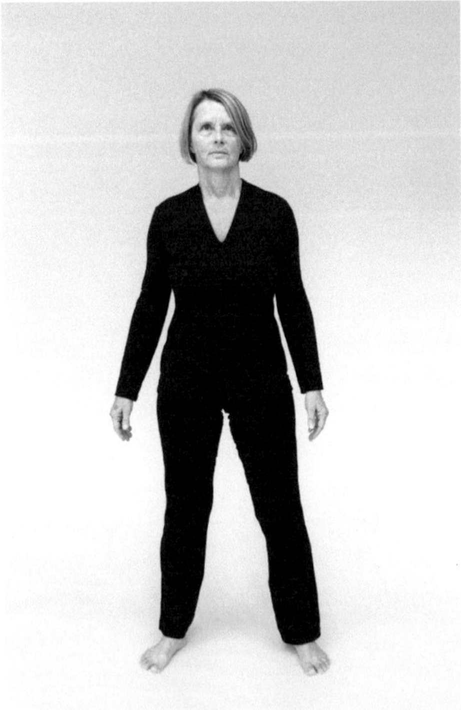

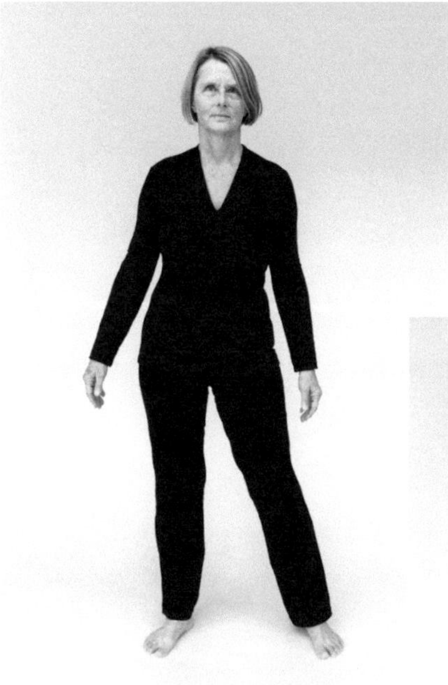

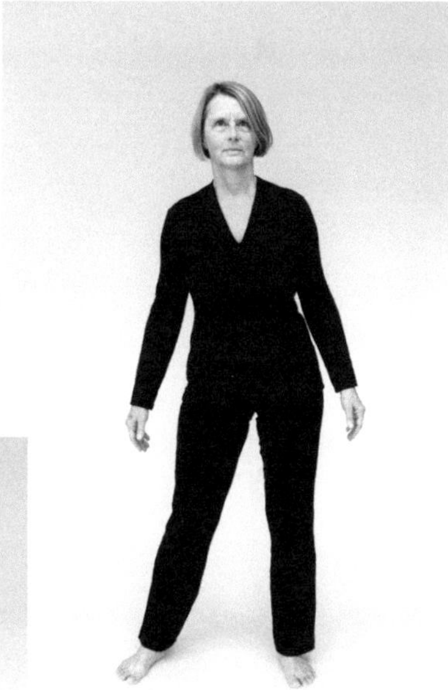

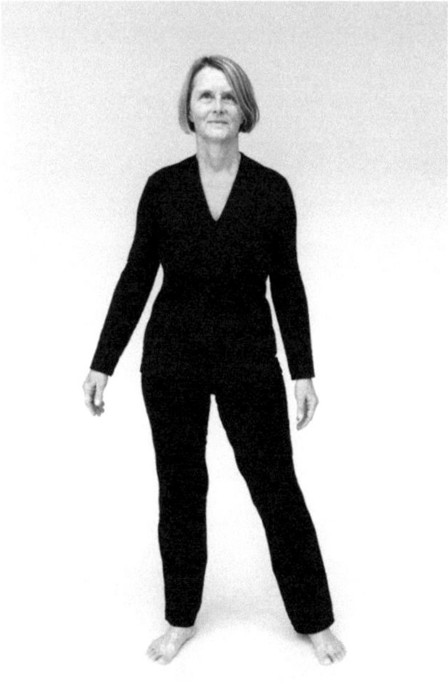

Das Metathema des Leber-Meridians: Erde

Meditation

Wer den Weg über die Körperlichkeit/ Bewegung/ Haltung nicht gehen möchte oder auf Grund von Krankheit, äußeren Bedingungen oder… nicht gehen kann, mag die rein mental - meditative Schiene nehmen.

Der Weg über die Körperlichkeit (Meridianbewegungen und Haltungen) ist meiner Erfahrung nach substantieller und auch nachhaltiger. Den rein meditativen Weg kann man mit der Zeit und einiger Übung auch ohne große Vorbereitung gehen.

Probieren Sie es aus, ob diese Art des Umganges Ihnen zusagt.

Dem Thymus und jedem Metameridian ist mindesten ein, manchmal sind es auch mehrere unbedingte Begriffe zugeordnet. Unbedingte Begriffe sind Begriffe, die frei von Bedingungen zu verstehen sind. Eine inhaltliche oder formale Zuordnung findet nicht statt. Es ist die erste Emanation der Begrifflichkeit, die wahrnehmbar ist.

Sie stellt keine Bedingung (sie ist unbedingt), sie ist nicht gefüllt und hat keine Form - nur sich selbst als Existenz.

Der Begriff ist das Erste, ist die Wurzel, aus der alles entsteht.

Im Kontext des Herzmeridians heißt das: Freiheit.

Es ist die erste und unbeschriebene Freiheit. Aus ihr entstehen alle ihre anderen Variationen in Zeit und Raum.

Diese Freiheit ist beinahe substanzlos. Man kann sie sehr gut mit den anderen ersten Emanationen, wie z. B. des Gallenblasenmeridians oder Nierenmeridians verwechseln, weil sie in ihrem Erscheinungsbild annähernd identisch sind.

Will man zum Thema Herzmeridian meditieren, ist das unbedingte Thema „Freiheit" Orientierung und das Meditationsthema. Je entspannter und zugleich wacher man ist, desto näher kommt man der unbedingten Freiheit.

Ist man in der unbedingten Freiheit angelangt, stellt sich noch nicht einmal die Bedingung der Freiheit. Man erfährt, dass Freiheit zugleich Herzlichkeit, Weite, Alles, Nichts, krumm, Punkt ist, sprich wie die anderen Metathemen der Meridiane.

Man erfährt auch den Unterschied zu allem anderen und erkennt, dass so nur der Metaherzmeridian sein kann.

Freiheit ist weder ein Wort, noch ist es kein Wort.

Um es anders und meditativ zu sagen: Es ist ein Energiezustand ohne Energie.

Wie hier klar wird, habe ich an dieser Stelle die Grenze meiner Sprachlichkeit, meiner Sprachfähigkeit erreicht.

Die Praxis, die erreichte Realität, zählt.

Jede Meditation mit oder ohne Körperübung zählt.

Praktische Anleitung für die Meditation

Nehmen Sie sich Raum und Zeit.

Hopplahopp und wie nebenher können nur die Besten meditieren, wenn sie das wollen.

Sich selbst Zeit und Raum gewähren, ist sicherlich auch ein Ausdruck einer respektvollen Selbstliebe. Ein Stuhl, auf dem Sie gut und mindestens eine viertel Stunde sitzen können, auf jeden Fall Ruhe vor dem Telefon und vielleicht sogar Stille im Raum, in dem Sie nur Ihren Atem hören, sind nötig und empfehlenswert.

Setzten Sie sich angenehm hin, stellen Sie die Füße bewusst auf den Boden, der Rücken ist gerade (nicht steif), atmen Sie ruhig und gelassen. Ob Sie die Augen schließen oder offen halten, ist nicht unbedingt wichtig. Wichtig ist, dass Sie innerlich wach sind, wachbleiben und sich wohl fühlen.

Holen Sie sich das Meridianthema, welches Sie als Meditation nehmen möchten, heran.

Lassen Sie es so erscheinen, so in Ihr Erleben kommen, wie es möchte. Erinnern Sie sich zugleich an die Orientierung. Sie ist immer der leere, der erste, der reine Zustand des Begriffs.

Lassen Sie sich auf alles, was kommt, da ist oder auch nicht geschieht, ein. Ohne Kontrolle. Sein Sie wach, beobachten Sie, erleben Sie.

Alles, was geschieht, ist ein Teil des gewählten Themas / Metameridians. Es ist so, als ob sich der Meridian in Schichten zeigt. Er präsentiert, was er alles ist und sein könnte. Vielleicht erreichen Sie bei der ersten Meditation schon das Unbedingte.

Es hat nichts, ist nichts, bringt nichts, man hat keinen Lohn, keine Angst und keine Freude.

ALLES NICHT:

Was denn? Es lohnt sich aus sich selbst heraus!

Machen Sie Ihre Erfahrung, vielleicht kommen Sie zu anderen und weiteren Ergebnissen. Die genannten Themen sind Annäherungen an die Wirklichkeiten.

Worte können die Wirklichkeit nicht wiedergeben.

Doch ohne Worte gibt es keine Hinweise.

Autor und Kontakt

Wilfried Teschler, geb. 1949 lebt mit seiner Frau am Niederrhein. Er ist Autor zahlreicher Sachbücher, Drehbuchautor, Seminarleiter, macht Lehrfilme zur Selbstentwicklung, hat Teschlerpolarity, Teschlers Inkarnationsarbeit und die Transformatorische Astrologie entwickelt.

Die Metameridiane sind Teil seiner vielfältigen Aktivitäten in Bereich der Selbstentwicklung und Meditation.

Die Metameridiane kommen rund vierzig Jahre nach Inspiration, Idee und Entwicklung in die Öffentlichkeit.

Wilfried Tescher
Polarity Verlag / Teschler GbR

Kehn 67
47918 Tönisvorst
Tel. +49 2156 9104000

E-Mail: info@teschler.info
http://teschlers-blog.de